# BEI GRIN MACHT SICH IHR
# WISSEN BEZAHLT

- Wir veröffentlichen Ihre Hausarbeit,
  Bachelor- und Masterarbeit

- Ihr eigenes eBook und Buch -
  weltweit in allen wichtigen Shops

- Verdienen Sie an jedem Verkauf

## Jetzt bei www.GRIN.com hochladen
## und kostenlos publizieren

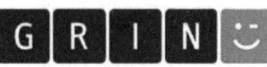

Tobias Munko

# Qualität betrieblicher Gesundheitsförderung der Krankenkassen in Deutschland. Eine Analyse ausgewählter "Best Practice Projekte"

GRIN Verlag

**Bibliografische Information der Deutschen Nationalbibliothek:**

Die Deutsche Bibliothek verzeichnet diese Publikation in der Deutschen National-
bibliografie; detaillierte bibliografische Daten sind im Internet über http://dnb.d-
nb.de/ abrufbar.

**Impressum:**

Copyright © 2015 GRIN Verlag GmbH
Druck und Bindung: Books on Demand GmbH, Norderstedt Germany
ISBN: 978-3-656-97137-5

**Dieses Buch bei GRIN:**

http://www.grin.com/de/e-book/300778/qualitaet-betrieblicher-gesundheitsfoerde-
rung-der-krankenkassen-in-deutschland

**GRIN - Your knowledge has value**

Der GRIN Verlag publiziert seit 1998 wissenschaftliche Arbeiten von Studenten, Hochschullehrern und anderen Akademikern als eBook und gedrucktes Buch. Die Verlagswebsite www.grin.com ist die ideale Plattform zur Veröffentlichung von Hausarbeiten, Abschlussarbeiten, wissenschaftlichen Aufsätzen, Dissertationen und Fachbüchern.

**Besuchen Sie uns im Internet:**

http://www.grin.com/

http://www.facebook.com/grincom

http://www.twitter.com/grin_com

Universität Bielefeld

Fakultät für Gesundheitswissenschaften

# Qualität betrieblicher Gesundheitsförderung der Krankenkassen in Deutschland.

**Eine qualitative Analyse ausgewählter Best Practice Projekte betrieblicher Gesundheitsförderung in der BRD, gemessen an den Kriterien des Europäischen Netzwerks für betriebliche Gesundheitsförderung (ENWHP).**

Abschlussarbeit

im Rahmen des Moduls 8

Probleme der Gesundheitssystemforschung

- Arbeit und Gesundheit -

Tobias Munko

# Inhaltsverzeichnis

# I.  Abbildungsverzeichnis

# II.  Tabellenverzeichnis

# III. Abkürzungsverzeichnis

| | |
|---|---|
| Abb. | Abbildung |
| Allg. | allgemeiner |
| ArbSchG | Arbeitsschutzgesetz |
| BGBL | Bundesgesetzblatt |
| BGF | Betriebliche Gesundheitsförderung |
| BGM | Betriebliches Gesundheitsmanagement |
| BMG | Bundesministerium für Gesundheit |
| BRD | Bundesrepublik Deutschland |
| BSR | Berliner Stadtreinigungsbetriebe |
| BUK-NOG | Gesetz zur Neuorganisation der bundesunmittelbaren Unfallkassen, zur Änderung des Sozialgerichtgesetzes und zur Änderung anderer Gesetze |
| bzw. | beziehungsweise |
| ca. | circa |
| DUG | Deutscher Unternehmenspreis Gesundheit |
| ebd. | ebenda |
| e. V. | eingetragener Verein |
| et al. | et alia |
| ENWHP | European Network For Workplace Health Promotion |
| ggf. | gegebenenfalls |
| GKV | Gesetzliche Krankenversicherung |
| Hrsg. | Herausgeber |
| INQA | Initiative Neue Qualität der Arbeit |
| Kap. | Kapitel |
| MA | Mitarbeiter |
| MDS | Medizinischer Dienst des Spitzenverbandes Bund der Krankenkassen e. V. |
| Mio. | Millionen |
| o. J. | ohne Jahr |
| S. | Seite |
| s. | siehe |
| SMEs | Small and Medium-Sized Enterprises |
| Tab. | Tabelle |
| u. a. | unter anderem |
| z. B. | zum Beispiel |

# 1. Einleitung

Die Bundesrepublik Deutschland unterliegt dem demografischen Wandel, was u. a. erhöhte Anforderungen an das Arbeitsleben bedeutet und eine damit einhergehende Verschiebung des Krankheitspanoramas hin zu mehr chronisch-degenerativen sowie psychischen Erkrankungen (Böhm et al., 2009; Robert Koch Institut, 2006). Damit verbunden ist ein Einnahmenproblem bei gleichzeitig zu erwartenden steigenden Kosten der Sozialversicherungen.

Die Politik reagiert bereits auf mehreren Ebenen auf diese Problematik, so soll ein Schwerpunkt des vierten Anlaufs des Präventionsgesetzes *„die Förderung der Prävention im Betrieb* [sein]. *Insbesondere kleine und mittelständische Unternehmen sollen in den Fokus der Leistungen der Krankenkassen rücken. Mit einem Mehr an Leistungen – verbunden mit der Verbesserung der Beratung und Unterstützung sowie einer engeren Verknüpfung mit dem Arbeitsschutz – sollen deutlich mehr Unternehmen mit Maßnahmen zur betrieblichen Gesundheitsförderung erreicht werden"* (Bundesministerium für Gesundheit, 2014a).

Eine Änderung des Arbeitsschutzgesetzes durch das BUK-Neuorganisationsgesetz hat bereits 2013 dazu geführt, dass der Fokus explizit mit auf die *„psychische Gesundheit"* (§ 4 ArbSchG) gelegt wird, sowie *„psychische Belastungen bei der Arbeit"* (§ 5 ArbSchG) mit in die Beurteilung von Arbeitsbedingungen einzuschließen sind (BUK-NOG, 2013).

Betriebliche Gesundheitsförderung (BGF) scheint daher zunehmend für Unternehmen der Bundesrepublik Deutschland an Bedeutung zu gewinnen. Dies geschieht nicht zuletzt aus gesetzlichem Zwang heraus, sondern auch aus anderen Motivationen wie z. B. dem Erhalt der Gesundheit der Belegschaft und damit der Produktionsfähigkeit (Badura et. al., 2010). So berichten der Medizinische Dienst des Spitzenverbandes Bund der Krankenkassen e. V. (MDS) und der GKV-Spitzenverband (2014) im aktuellen Präventionsbericht 2014, dass im Berichtsjahr 2013 ca. 10.000 Betriebe durch die betrieblichen Gesundheitsförderungsmaßnahmen der Krankenkassen unterstütz worden sein. 54 Mio. Euro wurden allein für betriebliche Maßnahmen der Gesundheitsförderung aufgewendet.

Die Qualität der durchgeführten Maßnahmen ist dabei von entscheidender Bedeutung. Investitionen in BGF zeigen zumeist erst einige Zeit später einen sichtbaren Erfolg, welcher sich in der Regel nicht mit eindeutigen harten Kriterien messen lässt, bzw. die direkte Kausalität durch die Komplexität der Zusammenhänge häufig nicht nachzuweisen ist (Ueberle & Greiner, 2010). Gleiches gilt für das Messen von psychischer Belastung.

Daher erscheint es umso wichtiger bisher entwickelte und zum Teil evaluierte Standards in der BGF zu nutzen, um die Qualität der Maßnahmen zumindest auf konzeptioneller Ebene zu sichern. Dieser Konzept-Qualität widmet sich unter anderem das *European Network for Workplace Health Promotion (ENWHP)*[1]. Das ENWHP hat u. a. sechs Kernkriterien für Qualität der betrieblichen Gesundheitsförderung benannt. In der vorliegenden Arbeit soll mithilfe dieser Qualitätskriterien des ENWHP folgende Fragestellung bearbeitet werden: Inwiefern erfüllen Best Practice Projekte betrieblicher Gesundheitsförderung der Krankenkassen in der BRD die Kriterien des Europäischen Netzwerks für betriebliche Gesundheitsförderung (ENWHP)? Dafür wurden für diese Arbeit 19 exemplarische Best Practice Projekte ausgewählt, die hinsichtlich der Fragestellung analysiert wurden und somit einen Einblick in die konzeptionelle Gestaltungspraxis betrieblicher Gesundheitsförderungsmaßnahmen der Krankenkassen in der Bundesrepublik Deutschland geben sollen.

In den folgenden Kapiteln wird daher auf die Hintergründe betrieblicher Gesundheitsförderung eingegangen, insbesondere auf die Kriterien des Europäischen Netzwerkes betrieblicher Gesundheitsförderung, sowie auf die Relevanz des Themas. Das Kapitel Methodik beschreibt knapp, wie bei der Analyse vorgegangen wurde sowie die Auswahl der exemplarischen Best Practice Projekte. Anschließend werden die ausgewählten Projekte im Kapitel Ergebnisse hinsichtlich der Erfüllung der Qualitätskriterien des ENWHP analysiert. Im Kapitel Diskussion werden die erlangten Ergebnisse sowie die Methodik der Datengewinnung diskutiert. Abschließend werden im Kapitel Schlussfolgerung ein kurzes Fazit gegeben sowie Handlungsempfehlungen ausgesprochen.

---

[1] Zu deutsch: Europäisches Netzwerk für betriebliche Gesundheitsförderung. In der vorliegenden Arbeit auch mit ENWHP abgekürzt.

## 2. Hintergrund

In diesem Kapitel soll zunächst der Begriff der *betrieblichen Gesundheitsförderung* definiert werden, da dieser in der Literatur häufig nicht eindeutig gebraucht wird, dessen Verständnis für diese Arbeit jedoch eine wichtige Grundlage darstellt. Danach soll eine Einführung in das Ausmaß der Aktivitäten in der betrieblichen Gesundheitsförderung der Krankenkassen erfolgen, um die Relevanz des Themas herauszustellen. Anschließend werden die Qualitätskriterien des Europäischen Netzwerks für betriebliche Gesundheitsförderung eingeführt und erläutert.

### 2.1. Begriffsdefinition betriebliche Gesundheitsförderung (BGF)

Unter betrieblicher Gesundheitsförderung im klassischen Sinne sind einzelne Maßnahmen zu verstehen, die hauptsächlich auf die Verhaltensprävention abzielen, wie z. B. Fitnesskurse, Rückenschulen oder Entspannungstraining. Diese Maßnahmen werden jedoch ohne ein Gesamtkonzept, ohne gezielte Steuerung sowie deren Evaluation angeboten und durchgeführt. Ausschlaggebend für die Entwicklung der Verhaltensprävention war die Ottawa-Charta (1986), die Gesundheitsförderung mit dem Ziel definiert hatte: *„allen Menschen ein höheres Maß an Selbstbestimmung über ihre Gesundheit zu ermöglichen und sie damit zur Stärkung ihrer Gesundheit zu befähigen"* (S. 1).

In dieser Arbeit werden unter dem Begriff der *betrieblichen Gesundheitsförderung* jedoch alle Maßnahmen verstanden, die in einem Betrieb angeboten und durchgeführt werden, die auf das Wiedererlangen, Erhalten oder sogar Verbessern des körperlichen, geistigen und sozialen Wohlbefindens aller Mitarbeiter[2] des Unternehmens ausgerichtet sind. Diese Maßnahmen greifen optimalerweise ineinander und sind in die Organisationsstrukturen integriert, sodass eine funktionierende BGF in der bestehenden Unternehmenskultur gelebt werden kann. Die erweiterte Definition des Begriffs *betriebliche Gesundheitsförderung* umfasst dabei sowohl Verhaltensprävention als auch Verhältnisprävention im Gegensatz zur klassischen BGF (Badura et. al., 2010).[3]

---

[2] In der vorliegenden Arbeit wird das generische Femininum aus Gründen der Lesefreundlichkeit und Textökonomie nicht explizit genannt. Das verwendete generische Maskulinum schließt die feminine Form jeweils mit ein.
[3] Die erweiterte Definition des Begriffs betriebliche Gesundheitsförderung ist synonym auch als betriebliches Gesundheitsmanagement zu verstehen. In der verwandten Literatur werden die Begriffe zumeist unreflektiert benutzt, weshalb hier nur der erweiterte Begriff der BGF verwendet werden soll.

Die in Kapitel 2.3. beschriebenen Qualitätskriterien des ENWHP bilden die Grundlage des erweiterten Verständnisses von betrieblicher Gesundheitsförderung in dieser Arbeit.

## 2.2. Relevanz der betrieblichen Gesundheitsförderung der Krankenkassen

*Nach § 20a SGB V ist die betriebliche Gesundheitsförderung eine Pflichtleistung der Krankenkassen. Diese sollen Prozesse zur gesundheitsgerechten Gestaltung der betrieblichen Umwelt initiieren und die notwendigen Kompetenzen vermitteln, um die persönliche Gesundheit und Lebensqualität zu verbessern"* (MDS & GKV-Spitzenverband, 2014, S. 85). Wie eingangs erwähnt berichten der MDS und der GKV-Spitzenverband (2014) im aktuellen Präventionsbericht, dass im Berichtsjahr 2013 ca. 10.000 Betriebe durch BGF der Krankenkassen unterstützt worden sind, mit einem Anstieg der Betriebe um 21 % im Vergleich zum Vorjahr. Das entspricht ungefähr 1,1 Millionen Menschen, die von BGF an ihrem Arbeitsplatz erreicht wurden. In Abb.1 wird die Verteilung der erreichten Branchen der knapp 10.000 Betriebe in % dargestellt. Von den 267 Mio. Euro, die die Krankenkassen für Maßnahmen der Gesundheitsförderung ausgegeben haben, wurden 54 Mio. Euro allein für betriebliche Maßnahmen der Gesundheitsförderung aufgewendet, was einer Steigerung von 18 % im Vergleich zum Vorjahr entspricht. Der Schwerpunkt der betrieblichen Gesundheitsförderung war bei Unternehmen mit 100 bis 500 Mitarbeitern angesiedelt mit einer mittleren Projektlaufzeit von ca. 3 Jahren.

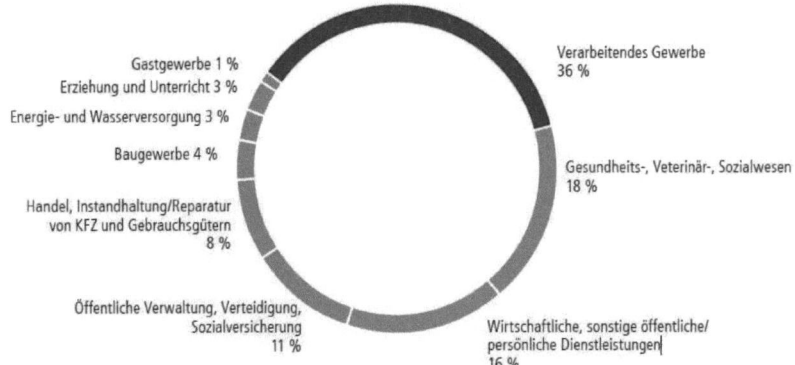

Gastgewerbe 1 %
Erziehung und Unterricht 3 %
Energie- und Wasserversorgung 3 %
Baugewerbe 4 %
Handel, Instandhaltung/Reparatur von KFZ und Gebrauchsgütern 8 %
Öffentliche Verwaltung, Verteidigung, Sozialversicherung 11 %
Verarbeitendes Gewerbe 36 %
Gesundheits-, Veterinär-, Sozialwesen 18 %
Wirtschaftliche, sonstige öffentliche/ persönliche Dienstleistungen 16 %

Abb. 1: Betriebliche Gesundheitsförderung – erreichte Branchen in %
Quelle: MDS & GKV-Spitzenverband (2014, S. 38)

4

Gut angelegte BGF kann dazu beitragen, die Kosten nahezu aller sozialen Sicherungssysteme zu reduzieren bzw. einen Anstieg dieser zu verhindern (BMG, 2014b; Badura et al., 2010). Damit investieren Krankenkassen mit erfolgreichem BGF nicht nur in die eigene Ausgabensenkung oder deren Stabilisierung, sondern erreichen mit dem Setting Arbeit gleichzeitig Bevölkerungsgruppen, die ansonsten nicht von sich aus an präventiven Maßnahmen interessiert wären. Es kann also zunächst davon ausgegangen werden, dass ein Stück weit dem bekannten Dilemma der Inanspruchnahme von Gesundheitsförderungsmaßnahmen durch sowieso schon *Gesündere* entgegengewirkt wird. In der gesundheitsökonomischen Diskussion um Ressourcenknappheit und Allokation von finanziellen Mitteln werden die Krankenkassen verpflichtet einen großen Teil finanzieller Ressourcen in BGF zu investieren. Angesichts dieser Umstände scheint es angebracht die Qualität der erbrachten Leistungen genauer zu untersuchen, um eine möglichst effektive Ressourcennutzung zu gewährleisten.

## 2.3. Qualitätskriterien des ENWHP

Das Europäische Netzwerk für betriebliche Gesundheitsförderung (ENWHP) ist ein 1996 gegründeter Zusammenschluss von Organisationen des Arbeits- wie Gesundheitsschutzes als auch Akteuren der öffentlichen Gesundheit sowie der Sozialversicherungsträger und der Gesundheitsförderung mehrerer Staaten des Europäischen Wirtschaftsraums (ENWHP, 2013). Das ENWHP hat das Ziel, die teilweise erheblichen Informationsunterschiede der einzelnen Länder in Bezug auf betriebliche Gesundheitsförderung auszugleichen und somit die Grundlage für Standards für den Europäischen Wirtschaftsraum zu bilden. Um dieses Ziel zu erreichen, sammelt und analysiert das ENWHP Informationen über BGF und bereitet diese auf (ebd.). Ein weiteres explizit in der Luxemburger Deklaration aufgeführtes Ziel des Europäischen Netzwerks für betriebliche Gesundheitsförderung ist die Entwicklung von *„Leitlinien für effektive betriebliche Gesundheitsförderung"* (ENWHP, 2014, S. 4). Einen Teil dieser Leitlinien stellen die in Abb. 2 aufgeführten Qualitätskriterien für BGF dar. Diese gelten zunächst für große Unternehmen. Das ENWHP differenziert zwischen großen Organisationen >250 Mitarbeiter und Small and Medium-Sized Enterprises (SMEs). Als SMEs nennt das ENWHP Organisationen, die weniger als 250 Mitarbeiter haben.

5

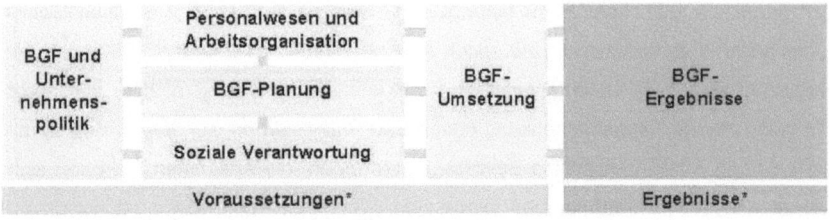

Abb. 2: Qualitätskriterien für BGF in großen Organisationen (>250 MA)

Quelle: ENWHP (1999, S. 4)

Im Folgenden soll kurz auf die einzelnen Kriterien eingegangen werden.

Bei der *Unternehmenspolitik* kommt es darauf an, dass BGF als Führungsaufgabe angesehen wird. Im besten Falle liegt eine schriftliche Leitlinie vor, deren Inhalte von Führungskräften aktiv in die Tat umgesetzt werden. Weiterhin müssen ausreichende Ressourcen (finanzielle Mittel, Sachmittel, Personal, Räume, Fortbildungen) bereitgestellt werden. Außerdem sollten alle Maßnahmen in die vorhandenen Strukturen der Organisation integriert werden.

Das *Personalwesen und die Arbeitsorganisation* sollten darauf achten, dass alle Mitarbeiter über ausreichende Kompetenzen für ihre Arbeit verfügen oder diese erwerben können. Die Arbeit ist so zu organisieren, dass keine Über- oder Unterforderungen entstehen und die Vereinbarkeit von Familie und Beruf gewährleistet ist. Das Arbeitsklima sollte positiv durch die Vorgesetzten gefördert, sowie Wiedereingliederungsmaßnahmen geschaffen werden.

Bei der *Planung von betrieblicher Gesundheitsförderung* ist auf die Reichweite der Maßnahmen als auch auf die Kommunikation dieser zu achten (Einschluss aller Mitarbeiter und Abteilungen), sowie auf die Bedarfe und Bedürfnisse der Mitarbeiter.

*Soziale Verantwortung* schließt schädigende Auswirkungen auf den Menschen und die Umwelt weitestgehend aus und versucht ggf. aktiv gesundheitsrelevante und fürsorgerische Initiativen zu unterstützen.

Die *Umsetzung betrieblicher Gesundheitsförderung*, Planung, Steuerung und Auswertung geschieht im Wesentlichen durch ein Gremium, wie z. B. einen Gesundheitszirkel. Alle erforderlichen Informationen werden regelmäßig zusammengetragen und Zielgruppen sowie Ziele quantifiziert, festgelegt und im Nachhinein evaluiert. Maßnahmen sollten außerdem auf der Ebene der Verhältnisprävention und der Ebene der Verhaltensprävention stattfinden.

Die **Ergebnisse betrieblicher Gesundheitsförderung** sollten kurz-, mittel- und langfristig gemessen werden, was mittels verschiedener Indikatoren passieren kann. Indikatoren könnten sein: die Kundenzufriedenheit bzw. Produktqualität, die Zufriedenheit der Beschäftigten (Arbeitsorganisation, Führungsstil, Teilhabe), der Krankenstand, Verbesserungsvorschläge, Unfallhäufigkeit sowie weitere relevante Risikofaktoren. Weitere Indikatoren bilden wirtschaftliche Kennzahlen wie Fluktuation des Personals, Produktivität oder auch Kosten-Nutzen Rechnungen (ENWHP, 1999).

Das ENWHP beschreibt (2001) zusätzlich einige Unterschiede in Bezug auf kleine und mittlere Unternehmen, was die Kriterien der Qualität von BGF angeht. *„Die formalen Organisationsstrukturen sind einfacher, es gibt ein höheres Ausmaß direkter Kommunikation und vielfach bestehen familienähnliche soziale Beziehungen zwischen Besitzern und Mitarbeitern. Betriebliche Gesundheit ist hier nicht arbeitsteilig organisiert, sondern unmittelbar in den Arbeitsalltag eingebunden"* (ENWHP, 2001, S. 7).

Dabei gilt es in zwei Ebenen zu unterscheiden, zum einen in die *überbetriebliche* und zum anderen in die *einzelbetriebliche*. Unter der überbetrieblichen Ebene werden Netzwerkorganisation und externe Dienstleiser verstanden wie z. B. die Kranken- oder Unfallversicherungen oder die Handwerkskammern. Die einzelbetriebliche Ebene meint das Unternehmen selbst. Die vereinfachte Struktur der betrieblichen Ebene für Kriterien guter Praxis für SMEs ist in Abb. 3 dargestellt.

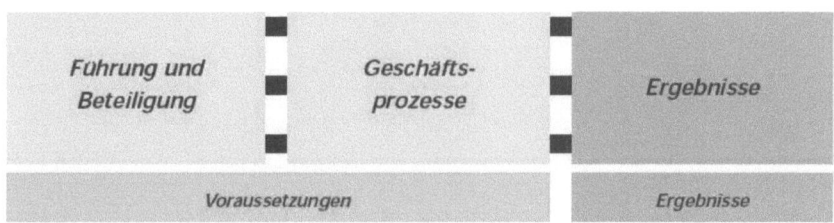

Abb. 3: Qualitätskriterien für BGF in SMEs (<250 MA)
Quelle: ENWHP (2001, S. 9)

Im Wesentlichen Stimmen die Kriterien der **Führung und Beteiligung** mit denen der *Unternehmenspolitik* überein, mit besonderem Fokus auf direkte Mitarbeiterpartizipation, das Führungsverhalten und die Etablierung von Verbesserungsmaßnahmen.

**Geschäftsprozesse** sind in drei Bereiche eingeteilt. Dabei handelt es sich um *Maßnahmen des gesetzlich vorgeschriebenen Arbeits-, Umwelt- und Gesundheitsschut-*

zes, *Maßnahmen zu gesundheitsgerechter Arbeitsplatzgestaltung und der Unterstützung gesundheitsförderlichen Verhaltens* und *sozialer Verantwortung* für die Beschäftigten selbst und Initiativen in der näheren Region (ebd.).

**Ergebnisse** können in SMEs mit z. B. folgenden Indikatoren bemessen werden: Mitarbeiter- und Kundenzufriedenheit, Gesundheitszustand der Belegschaft (z. B. Unfall- und Krankheitsgeschehen), sowie bessere betriebswirtschaftliche Ergebnisse.

Auf die Kriterien, die die überbetriebliche Ebene betreffen, soll an dieser Stelle nur kurz eingegangen werden, da dies den Rahmen der Arbeit sonst weit überschreiten würde. Im Wesentlichen sind externe Organisationen für strategische Planung, gute Umsetzung und Evaluation der Maßnahmen als unterstützender Faktor für die Unternehmen zu betrachten.

# 3. Methodik

Bei der vorliegenden Arbeit handelt es sich um eine explorative qualitative Inhalts-analyse ausgewählter Best Practice Projekte betrieblicher Gesundheitsförderung. Die Literaturrecherche erfolgte im Schneeballverfahren. Die Projektauswahl erfolgte in-nerhalb der in Abb. 4 dargestellten Institutionen, aufgrund deren Netzwerktätigkeiten und thematischer Nähe zu den Qualitätskriterien des ENWHP.

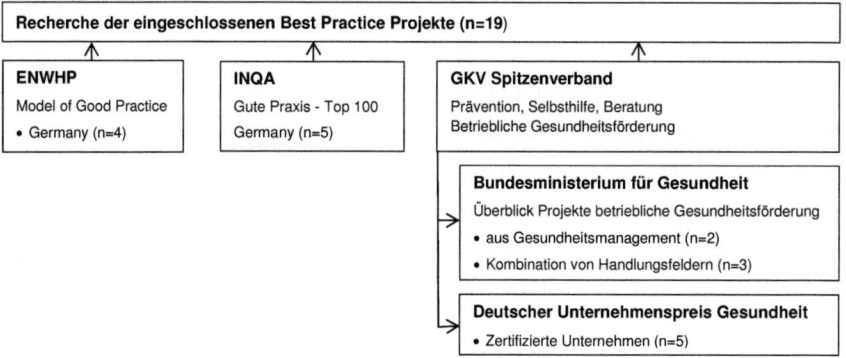

Abb. 4: Flowchart der Recherche der Best Practice Projekte
Quelle: Eigene Darstellung

Für die Auswahl der Best Practice Projekte war die Basis der Recherche das EN-WHP selbst, die INQA, sowie der GKV-Spitzenverband, da an dieser Stelle nur BGF Projekte untersucht werden sollen, die von den gesetzlichen Krankenkassen unter-stützt wurden bzw. werden. Insgesamt wurden 19 exemplarische Projekte ausge-wählt. Dabei wurde gemäß der Abb. 1 (Kap. 2.2.) versucht auf Unternehmen und öf-fentliche Einrichtungen unterschiedlichster Branchen und Größen einzugehen.

Die im nachfolgenden Kapitel erfolgte Analyse bezieht sich ausschließlich auf die Konzeptqualität der einzelnen Projekte hinsichtlich der Erfüllung der Qualitätskriterien des ENWHP. Die Prozessqualität sowie die Ergebnisqualität der verwandten Best Practice Projekte sind nicht Bestandteil der Analyse dieser Arbeit.

## 4. Ergebnisse

Im folgenden Kapitel sollen die zuvor erwähnten Best Practice Projekte hinsichtlich ihrer Konzeptqualität beurteilt werden. Eine einfache Auflistung der 19 Projekte nach Quelle, Jahr, Name, Branche und Mitarbeiterzahl ist der Tab. 3 im Anhang zu entnehmen. Für die Beurteilung werden die in Kap. 2.3. dargestellten Qualitätskriterien des ENWHP herangezogen. In der hier aufgeführten Bewertung wurden kleine Anpassungen im Vergleich zu den Modellvorlagen vorgenommen. So wird nochmals in die Teilbereiche *Personalwesen* und *Arbeitsorganisation* unterschieden, da sich gezeigt hat, dass teilweise auf die Aus- und Weiterbildung der Mitarbeiter geachtet wird, jedoch z. B. in der eigentlichen Arbeitsorganisation keine Änderungen stattgefunden haben. Unter dem Begriff *Planung* wird hier die *Planung von BGF* selbst als auch die Planung bei der *Umsetzung von BGF* zusammengefasst, da zumeist keine dezidierte Unterscheidung stattfindet. Außerdem wurden die Kriterien der *Verhaltens-* und *Verhältnisprävention* mit aufgenommen, was für die Beurteilung der Unternehmen im Sinne der hier zugrunde gelegten Definition von BGF sinnvoll erscheint (s. Kap. 2.1.).

Tab. 1: Auswertung der Organisationen (> 250 MA) hinsichtlich der Qualitätskriterien

| Organisationsname | Voraussetzungen | | | | Umsetzung von BGF | | | | | Ergebniskriterium Evaluation |
| | Unternehmenspolitik | Personalwesen | Arbeitsorganisation | Soziale Verantwortung | Planung | Verhaltensprävention | Verhältnisprävention | Steuerung | Auswertung | |
|---|---|---|---|---|---|---|---|---|---|---|
| SAP | x | x | x | x | x | x | x | x | x | x |
| BASF SE | x | x | x | x | x | x | x | | (x) | |
| Bertelsmann AG | x | x | | | x | x | x | x | x | |
| Sparkasse Vest | x | | x | x | x | x | x | x | | |
| Baur Versand | x | x | | x | | x | x | | | |
| AachenMünchener | x | x | | x | x | x | x | x | x | |
| Axel Springer AG | x | | (x) | | x | x | | x | | |
| Rewe Handelsgruppe | x | x | | x | x | x | x | x | x | x |
| Volkswagen AG | x | x | x | x | x | x | x | x | x | x |
| Stadt Berlin | x | x | | x | x | x | x | x | x | x |
| Stadt Dortmund | x | x | x | x | x | x | x | x | x | x |
| BSR | x | x | | x | | x | | | | |

Quelle: Eigene Darstellung

In der folgenden Inhaltsanalyse soll die Unterscheidung in große Organisationen (>250 Mitarbeiter) und SMEs (<250 Mitarbeiter) erfolgen. Die Aufbereitung der Ergebnistabellen sind farblich an die in Kap. 2.3. dargestellten Modellstrukturen angepasst.

In Tabelle 1 ist die Auswertung hinsichtlich der Qualitätskriterien für die großen Organisation aufgeführt. Im Folgenden wird auf jede Organisation kurz eingegangen.

Das Softwareunternehmen **SAP** hat die Prinzipien seiner BGF in der Unternehmenspolitik verankert. Auch die Bereiche Personalwesen und Arbeitsorganisation sind durch vielfältige Weiterbildungsmaßnahmen und Maßnahmen wie das Work-Life-Management im Konzept der BGF abgebildet. Bei dem Work-Life-Management handelt es sich um Maßnahmen der Arbeitszeitgestaltung, Seminaren zu Stressmanagement für Mitarbeiter und Führungskräfte sowie das Portal bgmonline.de, was als Handlungshilfe für und in die Arbeitsorganisation integriert ist. Die Umsetzung der BGF bei SAP erfolgt durch eine Steuerungsgruppe und umfasst sowohl verhaltenspräventive Maßnahmen als auch verhältnispräventive. Eine weitere interessante Komponente stellt das WellnessCheckpoint@SAP - System zur Sensibilisierung der Mitarbeiter zu gesundheitlichen Themen und gleichzeitiger ständiger Datenerhebung zur Planung und Steuerung einzelner Maßnahmen dar. Die betriebsärztliche Gesundheitsversorgung „Medical Offices" steht außerdem zu allen Fragen bereit und kann auch außerhalb betrieblicher Belange aufgesucht werden. Die Evaluation des gesamten BGF scheint ausschließlich über die Krankenquote zu erfolgen (INQA, 2013a).

**BASF** veranstaltet innerhalb von BGF jährlich eine große globale Gesundheitsaktion, wie z. B. Steps to Health, mit dem Ziel, die Mitarbeiter im Alltag zu mehr Bewegung zu animieren, um den klassischen Volkserkrankungen wie Bluthochdruck und Übergewicht zu begegnen. Die Ergebnisse wurden gemessen, womit eine Art Wir-Gefühl geschaffen werden konnte, bei gleichzeitiger Verhaltensprävention und gesundheitlicher Aufklärung. Außerdem wurden die Themen Work-Life-Balance und Stressmanagement als zentrale Herausforderungen in einer globalen Mitarbeiterbefragung identifiziert und angegangen. Der dritte Schwerpunkt des Konzerns wurde unter dem Pilotprojekt Generations@Work ins Leben gerufen, bei dem gesundheitliche Check-Ups für Früherkennungen an einem Standort eingeführt wurden. Jedoch fällt auf, dass die Maßnahmen(pakete) keiner konkreten Steuerung zu unterliegen scheinen, zumeist auf Projektbasis, und damit zeitlich begrenzt stattfinden und nicht miteinander kombiniert bzw. nicht langfristig in die Unternehmensstruktur integriert werden. Der Punkt der Auswertung wurde nur aufgrund des Messens der Gewichtsreduktion und Schrittzählung im Projekt Steps to Health vergeben. Von einer Evaluation aller Maßnahmen wird nicht berichtet (DUG, 2012).

Die **Bertelsmann AG** hat mit seiner Unternehmensstruktur die besondere Aufgabe, zentrale entwickelte Mechanismen der BGF in die dezentralen Organisationen zu bringen. Als Auftakt der BGF wurde das Programm BeFit entwickelt, was jedoch aufgrund der dezentralen Struktur nicht an der Arbeitsorganisation und der sozialen Verantwortung der einzelnen Teilunternehmen ansetzt bzw. ansetzen kann. BeFit ist vorrangig auf der Ebene der Verhaltensprävention angesiedelt mit klassischen Maßnahmen wie Sport, Bewegung und Ernährung. Der Punkt der Verhältnisprävention wurde aufgrund der Schulung der Führungskräfte, vor allem im Bereich Work-Life-Balance vergeben, wovon sich eine Auswirkung auf das Arbeitsklima und Kommunikationsprozesse versprochen wird. Eine Evaluation des Gesamtkonzeptes der BGF erfolgt nicht (BMG, 2011a).

Die BGF der **Sparkasse Vest** beinhaltet ebenfalls verhaltenspräventive (Ernährung, Bewegung, Krebsvorsorge) und verhältnispräventive Maßnahmen (Führungskräfteschulungen, Kommunikationsstandards, Führungsgrundsätze, Ergonomie am Arbeitsplatz). Allerdings scheinen die Mitarbeiter keine wesentliche Partizipation in Aus- und Weiterbildungsfragen zu haben. Die Organisation der BGF scheint auf der Grundlage des *top-down* Ansatzes entwickelt und umgesetzt zu sein. Außerdem wurden weder die einzelnen Maßnahmen noch die gesamte BGF evaluiert (BMG, 2011e).

Die **Baur Versand GmbH & Co KG** bietet seinen Mitarbeitern Verhaltensprävention (Ernährung, Bewegung, Suchtprävention) sowie verhältnispräventive technische Lösungsansätze. So wird z. B. jedes Jahr ein Spezialthema wie das Thema gesunder Rücken mit Arbeitsplatzanalysen und weiteren Maßnahmen behandelt. Zusätzlich laufen Vorträge zu verschiedensten Themen (z. B. Diabetes, Brustkrebs), die das Gesundheitsbewusstsein wecken und oder zu stärken versuchen. Auffällig ist beim Baur Versand, dass weder eine Planung, Steuerung oder Auswertung der Maßnahmen stattfindet, noch auf die Arbeitsorganisation eingegangen wird. Dementsprechend wird das gesamte Paket nicht evaluiert (DUG, 2010a).

Die BGF der **AachenMünchener** bietet durch ein Steuergremium entwickelte Maßnahmen der Verhaltensprävention und der Verhältnisprävention. Im Kern der Bemü-

hungen steht das Personalwesen mit der Aus- und Weiterbildung mittels Qualifizie-
rungsangeboten zu den Themen „Stressmanagement im beruflichen Alltag" und
„Selbstmanagement – persönliche Balance der Lebensbereiche". Seminare wie
„Selbst- und Gesundheitsmanagement als Führungsaufgabe" sollen dabei zusätzlich
auf der Ebene der Verhältnisprävention wirken. Außerdem gibt es zahlreiche Bera-
tungsangebote und klassische Angebote zu Ernährung und Bewegung direkt in den
einzelnen Standorten. Jedoch finden auch keine Veränderungen der Arbeitsorganisation sowie keine Evaluation aller Maßnahmen statt (DUG, 2010b).

Die **Axel Springer AG** führt ihre BGF unter dem Motto „Auf die Plätze...fertig...fit!".
*„Ziel ist es, sich das ganze Jahr mit Spaß, Genuss und Leichtigkeit zu ernähren und
zu bewegen"* (DUG, 2009). Im Wesentlichen werden jedoch nur die Programme
FAST FIT - die bewegte Pause, Gesundheitsmobil und verschiede Firmenläufe beschrieben. FAST FIT bietet die Möglichkeit, ein 15-Minuten-Programm mit Physiothe-
rapeuten direkt am Arbeitsplatz durchzuführen. Das Gesundheitsmobil ist eine fahr-
bare Analyseeinheit mit Trainingsgeräten, welches die Möglichkeit für Mitarbeiter an
kleineren Standorten für kurze Trainingseinheiten gibt. Außerdem haben die Mitarbeiter die Möglichkeit, kostenlos an Firmenläufen teilzunehmen. Damit wird den Bereichen des Personalwesens, der sozialen Verantwortung, der Verhältnisprävention
sowie der Auswertung einzelner Maßnahmen als auch des Gesamtkonzeptes nur
geringe bzw. keine Aufmerksamkeit zu teil. Der Punkt für die Arbeitsorganisation
wurde lediglich aufgrund des FAST FIT vergeben, da dort die Möglichkeit der kurzen
Erholung zu bestehen scheint, jedoch die eigentliche Arbeitsorganisation nicht ange-
tastet wird (ebd.).

Die **Rewe Handelsgruppe** hat viele Teilorganisationen wie z. B. Verkaufsstandorte
als auch die konzerninterne Transportbranche und deren Logistik. An der BGF betei-
ligen sich insgesamt 30 Betriebe aller Branchen inklusive dem Hauptsitz. Bis auf Änderungen in der Arbeitsorganisation hat die Rewe Handelsgruppe in allen Bereichen
agiert. Hier findet auch zum ersten Mal die Erwähnung von einer Gesamtevaluation
mit mehr als einem Parameter statt. So konnten die Krankenstände innerhalb von 4
Jahren von 5,7 % auf 4,9 % dauerhaft gesenkt werden. Außerdem wurden Arbeitsun-
fälle in den letzten 10 Jahren um die Hälfte reduziert. Die Planung und Steuerung der
BGF findet jedoch hauptsächlich auf dem Datenniveau betriebswirtschaftlicher Kennzahlen statt, weshalb hier fehlende Mitarbeiterpartizipation zu vermuten ist (ENWHP,
2002a).

Die **Volkswagen AG** hat ihre BGF in allen Bereichen angesiedelt und kombiniert. So zeigen Ergebnisse der Evaluation, dass die Gesundheitsrate gestiegen und die Unfallrate gesunken ist. Im Werk in Wolfsburg konnten aufgrund der BGF 240.000 DM eingespart werden und die Arbeitsunfähigkeitstage von 1420 auf 351 gesenkt werden durch ein Maßnahmenpaket für 25 Mitarbeiter mit einer Alkoholproblematik (ENWHP, 2002b).

Die **Stadt Berlin** stand vor eine der größten Herausforderungen aufgrund der Variation von Berufsfeldern. Hier angesiedelte Berufsfelder sind: Verwaltung, Lehramt, Sozial- und Jugendarbeiter, Polizei und Feuerwehr, Gartenbau, Bauhöfe, Kulturinstitutionen und weitere. Aufgrund von Budgeteinsparungen und des damit einhergehenden Personalabbaus und der daraus resultierenden Mehrarbeit, stieg die Krankenrate kontinuierlich an und erreichte 9 % im Jahr 2000. Primäres Ziel war, die Ursachen aufzudecken und zu beseitigen. Dafür wurde ein Central Office für Health Managment mit Steuerungskreis(en) eingerichtet, deren Mitglieder aus nahezu allen Unterorganisationen stammen. Weiterhin wurden dezentrale Gesundheitszirkel in den einzelnen Unterorganisationen eingerichtet nahezu 100 Healthmanager aus und weitergebildet mit dem Fokus auf einem kooperativem Führungsstil und Mitarbeiterpartizipation. Insgesamt konnten 50 Projekte zusammen mit der BKK Berlin initiiert, umgesetzt und nachweislich evaluiert werden, zusätzlich zu individuellen BGF Maßnahmen. Insgesamt konnte durch verschiedenste Maßnahmenpakete in allen Bereichen, abgesehen von der Arbeitsorganisation, die Arbeitszufriedenheit der Beschäftigten auf 50-75 % signifikant gesteigert werden. Zu den Ergebnissen zählt auch, dass der Absentismus nicht weiter gestiegen ist. Das Tabu des Themas konnte aufgebrochen und Diskussionen angeregt werden. Das Thema wird nicht weiter ignoriert und die Wurzel des Problems aktiv angegangen (ENWHP, 2002c).

Die **Stadt Dortmund** steht in einem Strukturwandel von einer Industriemetropole zu einer der führenden Regionen in der Informations- und Kommunikationstechnologie. Ziel der BGF war es einen gesunden Wandel zu vollziehen und die Chance zu nutzen, zentral Veränderungsprozesse zu etablieren, da nur mit motivierten und zufrieden Mitarbeitern ein effektiver und effizienter Strukturwandel vollzogen werden kann. Die BGF wurde auf zwei Ebenen angegangen. Einen zentralen Part bildet ein Projektteam, als zentraler Dienstleister für BGF-Maßnahmen mit den Aufgaben der Beratung und Unterstützung der einzelnen Organisation. Zuvor bestehende Komponenten der internen Gesundheitsstrategie der Arbeitsmedizin, der Arbeitssicherheit, der

Personalentwicklung, sowie Bemühungen des Betriebsrats wurden unter dem zentralen Projektteam vereinigt. Das zweite Level zeichnet sich durch dezentrale Maßnahmen aus, welche in den einzelnen Unterorganisationen stattfinden. Das zweite Level wird als Schlüssel betrachtet, das oberste Ziel zu erreichen und Arbeitsbelastungen zu senken. Weitere Ziele bestehen in der Steigerung der Motivation und der Arbeitszufriedenheit, Förderung eines positiven Arbeitsklimas und Steigerung der Produktivität als auch medizinische Kosten zu reduzieren durch Senkung des Krankenstandes. Eine Evaluation wurde durch mehrere Kennzahlen gewährleistet (ENWHP, 2002d).

Die **Berliner Stadtreinigungsbetriebe** haben unter BGF die Arbeitsmedizin, Arbeitssicherheit, sowie die Gesundheits- und Sozialberatung verankert. Ein zentrales Prinzip stellt die kollegiale Hilfe dar. So werden z. B. fachlich ausgebildete Kollegen mit der Leitung von Ausgleichsübungen und Rückengymnastik betraut. Außerdem wurden nebenamtliche Gesundheitslotsen etabliert, welche die hauptamtlichen betrieblichen Fachkräfte für Prävention und Gesundheitsförderung unterstützen. Damit werden zahlreiche Multiplikatoren für gesundheitliche Themen inmitten der Kollegen hervorgebracht, was zur nachhaltigen Bildung einer *gesunden* Unternehmenskultur beitragen soll. Des Weiteren werden Gesundheitstage unter dem Motto „Vier Tage außerhalb der Stadt" durchgeführt, die es ermöglichen sollen abseits der alltäglichen Stresssituationen auf gesundheitliche Themen einzugehen. Jedoch findet keine Planung und Steuerung der Maßnahmen statt, außerdem werden weder die einzelnen Maßnahmen noch das Gesamtkonzept evaluiert. Eine Veränderung der Arbeitsorganisation ist ebenfalls nicht etabliert (DUG, o. J.).

Insgesamt fällt bei den großen Unternehmen mit mehr als 250 Mitarbeitern auf, dass vor allem den Bereichen der Arbeitsorganisation und der Evaluation der BGF-Konzepte zu wenig Beachtung geschenkt wird.

Betrachtet man hingegen die Unternehmen aus dem Bereich der SMEs mit weniger als 250 Mitarbeitern, ist das Ergebnis erstaunlich (s. Tab. 2). Bis auf die Roll GmbH, sind alle Kriterien in alle Bereichen in den Konzepten der betrieblichen Gesundheitsförderung beachtet und umgesetzt worden.

Tab. 2: Auswertung der SMEs (< 250 MA) hinsichtlich der Qualitätskriterien

| Organisationsname | Voraussetzungen | | | | | | | | Ergebniskriterium |
| | Überbetriebliche Kooperation die beteiligt sind, oder die die drei Aspekte ins Unternehmen einführt | | | Führung & Partizipation | | Geschäftsprozesse | | | |
| | Planung | Steuerung | Auswertung | Führung | Partizipation der Mitarbeiter | Arbeits-, Umwelt-, Gesundheitsschutz | Verhaltensprävention | Verhältnisprävention | Evaluation |
|---|---|---|---|---|---|---|---|---|---|
| Dornseif | x | x | x | x | x | x | x | x | x |
| Roll GmbH | x | x | x | x | x | x | x | (x) | x |
| Reha-Zentrum Lübben | x | x | x | x | x | x | x | x | x |
| St. Josef gGmbH | x | x | x | x | x | x | x | x | x |
| Stadt Aachen | x | x | x | x | x | x | x | x | x |
| Elektro Venn | x | x | x | x | x | x | x | x | x |
| Stadt Nürnberg | x | x | x | x | x | x | x | x | x |

Quelle: Eigene Darstellung

Die Roll GmbH ist in der Heizungs- und Klimatechnik seit 43 Jahren unterwegs und hat zum Hauptziel die Belegschaft gesund zu erhalten und ein Arbeiten in dem körperlich anstrengendem Beruf bis zur Rente zur ermöglichen. Der Punkt der Verhältnisprävention wurde nur mit Einschränkung vergeben, weil eine klassische Verhältnisprävention aufgrund der mobilen Baustellentätigkeit nicht möglich ist, jedoch ein maximaler Fokus auf den einzelnen Mitarbeiter gelegt wurde, um den Verhältnissen bestmöglich zu begegnen. BGF besteht bei der Roll GmbH aus individueller Arbeitsplatzanalyse mit dem Resultat, dass das Thema gesunde Bewegung während der Arbeit sowohl theoretisch als auch praktisch für jeden Mitarbeiter individuell erarbeitet wurde. Als Resultat gibt es ein Fitnesstagebuch mit persönlichen Belastungsprofilen und individualisierten Übungsabläufen.

Auf eine ausführlichere schriftliche Skizzierung der in Tab. 2 dargestellten Ergebnisse wie bei den Ergebnissen der großen Unternehmen ist hier aus Platzgründen verzichtet worden, da tatsächlich alle Unternehmen alle Kriterien erfüllen.

# 5. Diskussion

Im Folgenden sollen die Methodik der Datengewinnung sowie die Ergebnisse selbst diskutiert werden. Bei der vorliegenden Arbeit kann aufgrund der geringen Datengrundlage und des Vorgangs der Literaturrecherche nur von einem explorativem Einblick in die Thematik ausgegangen werden. Die Auswahl der Projekte erfolgte auf Basis von Veröffentlichungen der in Kapitel 3 genannten Organisation ab dem Jahre 2002. Da im Jahr 2013 immerhin 10.000 Betriebe in ihrer BGF durch die Krankenkassen unterstütz wurden (MDS & GKV-Spitzenverband, 2014), kann im gesamten Zeitraum von 2002 bis heute von weitaus mehr erreichten Betrieben ausgegangen werden. Die hier analysierten 19 exemplarischen Projekte sind also nur als ein geringer Bruchteil zu betrachten. Jedoch kann von interessanten Ergebnissen ausgegangen werden, da die Auswahl der Projekte aus einem Kreis von ohnehin schon prämierten oder hervorgehobenen Projekten der Best Practice stammt, was den Schluss nahelegt, dass viele der in der Literatur nicht erwähnten Projekte dieselben oder noch weitere Mängel aufweisen. Dafür Bedarf es allerdings einer weiteren detaillierteren Analyse von BGF Projekten. Des Weiteren war es nicht möglich die originalen Berichte der Projekte einzusehen, weshalb die Datengrundlage aus Zusammenfassungen der aufgeführten Projekte besteht. Hier ist es denkbar, dass wesentliche Bestandteile der BGF eines Projektes nicht oder nur unzureichend dargestellt wurden. So ist z. B. nicht abschätzbar, was von den Organisationen vielleicht aus etwaigen Gründen nicht gewollt oder einfach nicht finanziert wurde, bzw. nicht finanzierbar war.

Betrachtet man nun die Ergebnisse (s. Tab. 1 & 2), so fällt als Erstes auf, dass vor allem große Unternehmen keine ausreichende Evaluation durchführen. Dies kann jedoch auch den teilweise noch jungen Projektlaufzeiten geschuldet sein. Die Evaluation der Wirkweise von BGF könnte aber die weitere Etablierung allgemein und auch in Teilbereichen wie z. B. dezentral organisierten Organisationen wie bei der Bertelsmann AG vereinfachen (Badura et al., 2010). Die Einführung eines BGF würde Skeptikern gegenüber dann mit betriebswirtschaftlichen Kennzahlen zu belegen sein. Ein Beispiel für diesen Umstand ist die Axel Springer AG, deren Aussage es ist: *„Natürlich ist eine ganzheitliche Kombination verschiedener Angebote am effektivsten. Daher bieten wir unseren Mitarbeitern zu jedem Motto – das alle zwei Monate wechselt Bewegungsangebote, Koch- und Ernährungsveranstaltungen, Fachvorträge und interne Aktionstage rund um das Thema Gesundheit"* (DUG, 2009). Jedoch findet bei der Axel Springer AG keine Verhältnisprävention, keine Evaluation sowie keine Veränderung in den Bereichen der Arbeitsorganisation, soziale Verantwortung und Personalwesen statt. Woher wissen sie also, was am effektivsten ist? Die Stadt Berlin traf die Aussage: *„Wahrscheinlich ist die Arbeitsleitung und die Produktivität auch beeinflusst worden"* (ENWHP, 2002c). Warum werden dort keine Parameter quantifiziert um die Vermutung zu verifizieren und die Durchführung der BGF mit validen Daten zu begründen?

Der zweite Punkt der bei der Betrachtung der Tab. 1 ins Auge sticht, ist die Tatsache, dass viele Organisationen den Bereich der Arbeitsorganisation vernachlässigen. Die Maßnahmen des BGF scheinen dann als flankierende Maßnahmen eingesetzt worden, um den Anforderungen an die Arbeitsorganisation gewappnet zu sein. Das ENWHP hat bereits 1999 schon erwähnt, das Maßnahmen des BGF die nicht in Routinen und Strukturen der Unternehmen integriert werden zumeist zum Scheitern verurteilt sind, Gleiches gilt für fehlende Bedarfsanalysen. Vermutlich ist die effektive Änderung der Arbeitsabläufe und Arbeitsorganisation gerade bei Industrieunternehmen mit den größten Kosten verbunden, dies gilt es jedoch noch genauer zu untersuchen.

Zum Teil scheint auch noch ein Verständnis von klassischer BGF (s. Kap. 2.1.) wie bei der Baur Versand GmbH & Co KG zu existieren, was zu unspezifischen Maßnahmen ohne Planung, Steuerung und Evaluation führt.

Bei anderen Betrieben ist es manchmal nicht möglich alle Kriterien z. B. der Verhältnisprävention zu verändern. Das Kerngeschäft der Berliner Stadtreinigungsbetriebe ist z. B. die Sammlung, Verwertung und Beseitigung von Siedlungsabfällen sowie die flächendeckende Straßen- und Gehwegreinigung als auch der Winterdienst (DUG, o. J.). Hier besteht oftmals die Schwierigkeit der äußeren Anforderungen, z. B. kann kein direkter Einfluss auf das Wetter ausgeübt werden. Gleiches gilt für die Firma Dornseif die im Winterdienst tätig ist, wo rund um die Uhr 24 Stunden lang die Arbeitsfähigkeit gewährleistet sein muss (INQA, 2014). Bei der Firma Roll GmbH ist der Umstand durch die mobile Tätigkeit gegeben, auch hier können die Verhältnisse jeder einzelnen Baustelle nicht fortlaufend abgeändert werden (INQA, 2013b).

Wie das ENWHP (o. J.) formuliert hat: *„all companies of course are different, facing different needs and requirements. However, these guidelines can help to determine how well an organization is performing when tested to the individual criteria and can provide a comprehensive outline for the creation of a modern corporate health po-*

*licy.* " Das bedeutet, dass natürlich jede Organisation zunächst als *individuell* angesehen werden muss, jedoch sind Instrumente wie die hier verwandten Qualitätskriterien eine gute Basis, von der aus man jedes Unternehmen unter die Lupe nehmen kann. Darüber hinaus fällt die zumeist mangelnde Transparenz hinsichtlich der Best Practice Projekte auf. Über die Projekte wird zum Teil nur mit spärlichen Informationen berichtet, was der Entwicklung eines guten Standards entgegenspricht.

Für SMEs berichtet das ENWHP (2001) von Vorschriften, die sich häufig nur schwer in die Praxis umsetzen lassen. *„Oft können die Unternehmen nur durch die Androhung von Sanktionen motiviert werden, die gesetzlichen Vorschriften zu erfüllen. Deshalb konnte die eigentliche politische Intention der Rahmenrichtlinie, nämlich präventives Handeln in den Betrieben zu fördern, bislang kaum realisiert werden"* (ebd.). In dieser Arbeit konnte jedoch gezeigt werden, dass die SMEs die eine BGF betreiben dies vorbildlich in die Tat umsetzen.

# 6. Schlussfolgerung

Inwiefern erfüllen Best Practice Projekte betrieblicher Gesundheitsförderung der Krankenkassen in der BRD die Kriterien des Europäischen Netzwerks für betriebliche Gesundheitsförderung (ENWHP)? Diese Fragestellung kann ganz klar für große Unternehmen und für SMEs getrennt beantwortet werden. Betrachtet man die SMEs, findet man eine vorbildliche Umsetzung aller Kriterien, was vermutlich auch den zumeist einfacheren Unternehmensstrukturen zuzuschreiben ist. Das BMG (2014b) äußert sich dazu folgendermaßen: *„Ein betriebliches Gesundheitsmanagement ist heute schon fester Bestandteil der Unternehmenskultur vieler großer Betriebe. Eine stärkere Verankerung der betrieblichen Gesundheitsförderung auch in den kleinen und mittleren Betrieben soll mit dem Präventionsgesetz unterstützt werden, denn hier arbeiten rund 60 Prozent aller sozialversicherungspflichtigen Beschäftigten. Dabei ist besonders wichtig, dass die Betriebe über Maßnahmen und Möglichkeiten zur betrieblichen Gesundheitsförderung informiert werden, einen niedrigschwelligen Zugang zu den Leistungen der Krankenkassen haben und zuverlässige Hilfestellung erhalten.“* Für die SMEs kann die Konzeptqualität als sehr gut beschrieben werden, das Problem scheint eher in der Verbreitung von BGF in der Wirtschaft bei SMEs angesiedelt zu sein. Die Politik ist sich dessen bewusst, dass *„gerade die kleinen und mittelständischen Unternehmen aber [...] noch nicht hinreichend über die Chancen und Möglichkeiten betrieblicher Gesundheitsförderung informiert [sind]"* (BMG 2014c). Weshalb sie sich dahin gehend um die Vereinfachung der Gesetzesstrukturen bemühen sollte, sowie ggf. um die Schaffung neuer Gesetze und Richtlinien.

Für die großen Organisationen fällt jedoch auf, dass der Bereich der Arbeitsorganisation und der Bereich der Evaluation von Maßnahmen nur zum Teil oder gar nicht angegangen werden. Daraus ergibt sich die Schlussfolgerung, dass die Praxis in Kooperation mit der Wissenschaft sich sowohl der Evaluierung als auch der Prozess- und Ergebnisqualität widmen sollte, um Evaluierungsstandards auf den Weg zu bringen und die Sinnhaftigkeit der Veränderung des Bereichs der Arbeitsorganisation herauszustellen. Durch eine mangelnde Evaluierung der Projekte besteht die Gefahr, dass diese nur zeitweilig angegangen werden, da kein Beweis für deren Wirksamkeit existiert und damit aus betriebswirtschaftlicher Sicht eine Allokation von Ressourcen gegeben ist. Außerdem sollte an der auffallenden fehlenden Transparenz hinsichtlich der Kommunikation von Best Practice Projekten gearbeitet werden.

# 7. Anhang

Tab. 3: Best Practice Projekte nach Quelle, Jahr, Name, Branche und Mitarbeiterzahl

| Quelle & Jahr der Veröffentlichung | Organisationsname | Projekt-/Publikationsname | Branche | Ungefähre Mitarbeiterzahl |
|---|---|---|---|---|
| INQA (2014) | Dornseif | Mitarbeiterorientierte Unternehmenskultur bei Dornseif | Winterdienst | 30 |
| INQA (2013a) | SAP | Prävention vor Rehabilitation | Softwareentwicklung | 55.000 |
| INQA (2013b) | Roll GmbH | Dem demografischen Wandel in der Bauwirtschaft begegnen – bei der Bernhard Roll GmbH packen alle mit an | Baugewerbe | 1 - 49 |
| DUG (2012) | BASF SE | Verantwortung für den Menschen | Chemieunternehmen | 32.695 |
| INQA (2012) | Reha-Zentrum Lübben | Hilfe für die Helfenden – Das Reha-Zentrum Lübben setzt auf Familienfreundliche und gesundheitsfördernde Unternehmenskultur | Gesundheitswesen | 50 - 249 |
| BMG (2011a) | Bertelsmann AG | BeFit - Die BGM - Initiative | Mediengewerbe | (BRD) 37.350 |
| BMG (2011b) | St. Josef gGmbH | Ganzheitliche Gesundheitsförderung für alle Mitarbeiter | Alten- und Pflegeheim | 138 |
| BMG (2011c) | Stadt Aachen | BGF Fachbereich Sicherheit und Ordnung | Öffentlicher Dienst | 180 |
| BMG (2011d) | Elektro Venn | Organisation und Aufbau betrieblicher Gesundheitsförderungsstrukturen im Handwerk | Gebäudetechnik | 96 |
| BMG (2011e) | Sparkasse Vest | BGM bei der Sparkasse Vest Recklinghausen | Finanzdienstleistung | 1450 |
| BMG (2010) | Stadt Nürnberg | Vorbildliche BGF im Jugendamt der Stadt | Öffentlicher Dienst | 100 |
| DUG (2010a) | Baur Versand GmbH & Co KG | Im Mittelpunkt des Denkens und Handels soll stets der Mensch stehen | Versandhaus | 2242 |
| DUG (2010b) | AachenMünchener | Mitarbeiter im Mittelpunkt: Fit für den Job | Versicherungsgewerbe | 2250 |
| DUG (2009) | Axel Springer AG | Auf die Plätze…fertig…fit | Mediengewerbe | 10.666 |
| ENWHP (2002a) | Rewe Handelsgruppe | Breite Allianz und gründliche Planung | Handel | (BRD) 170.000 |
| ENWHP (2002b) | Volkswagen AG | Gesundheit auf allen Ebenen | Automobilindustrie | 104.000 |
| ENWHP (2002c) | Stadt Berlin | Health Management in the City of Berlin | Öffentlicher Dienst | 150.000 |
| ENWHP (2002d) | Stadt Dortmund | Workplace Health Promotion in the Municipal Administration | Öffentlicher Dienst | 8.500 |
| DUG (o. J.) | Berliner Stadtreinigung (BSR) | Berliner Stadtreinigungsbetriebe – Prinzip: Kollegiale Hilfe | Dienstleistung | 5.300 |

Quelle: Eigene Darstellung

# Literatur

**Arbeitsschutzgesetz (ArbSchG) (2013):**
Arbeitsschutzgesetz vom 7. August 1996 (BGBL, Teil 1: S. 1246), das zuletzt geändert worden ist, durch Artikel 8 des Gesetzes vom 19. Oktober 2013, BGBL, Teil 1: S. 3836.

**Badura, B./ Walter, U./ Hehlmann, T. (Hrsg.) (2010):**
Betriebliche Gesundheitspolitik. Der Weg zur gesunden Organisation, 2. Auflage, Heidelberg et. al.: Springer.

**Böhm, K./ Tesch-Römer, C./ Ziese, T. (Hrsg.) (2009):**
Gesundheit und Krankheit im Alter. Beiträge zur Gesundheitsberichterstattung des Bundes, Berlin: Robert Koch Institut.

**BUK-Neuorganisationsgesetz (BUK-NOG) (2013):**
Gesetz zur Neuorganisation der bundesunmittelbaren Unfallkassen, zur Änderung des Sozialgerichtgesetzes und zur Änderung anderer Gesetze, BGBL, 2013, Teil 1: 3836.

**Bundesministerium für Gesundheit (BMG) (2014a):**
Präventionsförderungsgesetz, URL: http://www.bmg.bund.de/themen/praevention/praeventionsgesetz.html [Stand: 18.02.2015].

**Bundesministerium für Gesundheit (BMG) (2014b):**
Prävention. Fragen und Antworten zum Präventionsgesetz, URL: http://www.bmg.bund.de/themen/praevention/praeventionsgesetz/fragen-und-antworten-zum-praeventionsgesetz.html [Stand: 18.02.2015].

**Bundesministerium für Gesundheit (BMG) (2014c):**
Best Practice Beispiele, URL: http://www.bmg.bund.de/themen/praevention/betriebliche-gesundheitsfoerderung.html [Stand: 16.02.2015].

**Bundesministerium für Gesundheit (BMG) (2011a):**

Best Practice. Projekte Gesundheitsmanagement. "BeFit – Die Betriebliche Gesundheitsmanagement-Initiative" - Bertelsmann AG und Bertelsmann BKK, URL: http://www.bmg.bund.de/themen/praevention/betriebliche-gesundheitsfoerderung/best-practice-nordrhein-westfalen/projekte-gesundheitsmanagement/befit-die-betriebliche-gesundheitsmanagement-initiative.html [Stand: 17.02.2015].

**Bundesministerium für Gesundheit (BMG) (2011b):**

Best Practice. Projekte Gesundheitsmanagement. "Ganzheitliche Gesundheitsförderung für alle Mitarbeiter im:" - Alten- und Pflegeheim St. Josef gGmbH und AOK Rheinland/Hamburg, URL: http://www.bmg.bund.de/themen/praevention/betriebliche-gesundheitsfoerderung/best-practice-nordrhein-westfalen/projekte-gesundheitsmanagement/ganzheitliche-gesundheitsfoerderung-fuer-alle-mitarbeiter.html [Stand: 17.02.2015].

**Bundesministerium für Gesundheit (BMG) (2011c):**

Best Practice. Projekte Kombination von Handlungsfeldern. Betriebliche Gesundheitsförderung Fachbereich Sicherheit und Ordnung - Stadt Aachen und Techniker Krankenkasse, URL: http://www.bmg.bund.de/themen/praevention/betriebliche-gesundheitsfoerderung/best-practice-nordrhein-westfalen/projekte-kombination-von-handlungsfeldern/betriebliche-gesundheitsfoerderung-fachbereich-sicherheit-und-ordnung.html [Stand: 17.02.2015].

**Bundesministerium für Gesundheit (BMG) (2011d):**

Best Practice. Projekte Kombination von Handlungsfeldern. "Organisation und Aufbau betrieblicher Gesundheitsförderungsstrukturen im Handwerk" - Elektro Venn, Inh. Dipl.-Ing. Lothar Hellmann e. K. und IKK classic, URL: http://www.bmg.bund.de/themen/praevention/betriebliche-gesundheitsfoerderung/best-practice-nordrhein-westfalen/projekte-kombination-von-handlungsfeldern/organisation-und-aufbau-betrieblicher-gesundheitsfoerderungsstrukturen-im-handwerk.html [Stand: 17.02.2015].

**Bundesministerium für Gesundheit (BMG) (2011e):**
Best Practice. Projekte Kombination von Handlungsfeldern. "Projekt Betriebliches Gesundheitsmanagement bei der Sparkasse Vest Recklinghausen" - Sparkasse Vest (Recklinghausen) und BARMER GEK Westfalen, URL: http://www.bmg.bund.de/themen/praevention/betriebliche-gesundheitsfoerderung/best-practice-nordrhein-westfalen/projekte-kombination-von-handlungsfeldern/projekt-betriebliches-gesundheitsmanagement-bei-der-sparkasse-vest-recklinghausen.html [Stand: 17.02.2015].

**Deutscher Unternehmenspreis Gesundheit (DUG) (2012):**
Zertifizierte Unternehmen. BASF SE, URL: http://www.deutscher-unternehmenspreis-gesundheit.de/zertifizierte-unternehmen/basf-se.html [17.02.2015].

**Deutscher Unternehmenspreis Gesundheit (DUG) (2010a):**
Zertifizierte Unternehmen. Baur Versand (GmbH & Co KG), URL: http://www.deutscher-unternehmenspreis-gesundheit.de/zertifizierte-unternehmen/baur.html [17.02.2015].

**Deutscher Unternehmenspreis Gesundheit (DUG) (2010b):**
Zertifizierte Unternehmen. AachenMünchener, URL: http://www.deutscher-unternehmenspreis-gesundheit.de/zertifizierte-unternehmen/aachenmuenchener.html [17.02.2015].

**Deutscher Unternehmenspreis Gesundheit (DUG) (2009):**
Zertifizierte Unternehmen. Axel Springer AG, URL: http://www.deutscher-unternehmenspreis-gesundheit.de/zertifizierte-unternehmen/axel-springer-ag.html [17.02.2015].

**Deutscher Unternehmenspreis Gesundheit (DUG) (o. J.):**
Zertifizierte Unternehmen. Berliner Stadtreinigungsbetriebe, URL: http://www.deutscher-unternehmenspreis-gesundheit.de/zertifizierte-unternehmen/berliner-stadtreinigung.html [17.02.2015].

**European Network For Workplace Health Promotion (ENWHP) (2014):**
Luxemburger Deklaration zur betrieblichen Gesundheitsförderung in der Europäischen Union, 3. Fassung von Januar 2007, Luxemburg: ENWHP.

**European Network For Workplace Health Promotion (ENWHP) (2013):**
European Network for Workplace Health Promotion, Louvain: ENWHP.

**European Network For Workplace Health Promotion (ENWHP) (2002a):**
Models of Good Practice by Country. Germany. REWE Handelsgruppe, URL:
http://www.enwhp.org/fileadmin/downloads/models/Project%20Success%20Factors/
Germany/REWE%20Handelsgruppe.pdf [Stand: 17.02.2015].

**European Network For Workplace Health Promotion (ENWHP) (2002b):**
Models of Good Practice by Country. Germany. Volkswagen AG, URL:
http://www.enwhp.org/fileadmin/downloads/models/Project%20Success%20Factors/
Germany/Volkswagen%20AG.pdf [Stand: 17.02.2015].

**European Network For Workplace Health Promotion (ENWHP) (2002c):**
Models of Good Practice by Country. Germany. Health Management in the City of
Berlin, URL: http://www.enwhp.org/fileadmin/downloads/models/PubAdmin-
Project/Germany/Health%20Management%20in%20the%20City%20of%20Berlin.pdf
[Stand: 17.02.2015].

**European Network For Workplace Health Promotion (ENWHP) (2002d):**
Models of Good Practice by Country. Germany. Workplace Health Promotion in the
Municipal Administration of Dortmund, URL:
http://www.enwhp.org/fileadmin/downloads/models/PubAdmin-
Pro-
ject/Germany/WHP%20in%20the%20Municipal%20Administration%20of%20Dortmu
nd.pdf [Stand: 17.02.2015].

**European Network For Workplace Health Promotion (ENWHP) (2001):**
Small, Healthy and Competitive. New Strategies for Improved Health in Small and medium-Sized Enterprises. Criteria and Models of good Practice for Workplace Health Promotion in Small and Medium-Sized Enterprises (SMEs), Essen: Federal Association of Company Health Insurance Funds.

**European Network For Workplace Health Promotion (ENWHP) (1999):**
Healthy Employees in Healthy Organisations. Good Practice in Workplace Health Promotion (WHP) in Europe. Quality Criteria of Workplace Health Promotion, Essen: Federal Association of Company Health Insurance Funds.

**European Network For Workplace Health Promotion (ENWHP) (o. J.):**
Quality Criteria, URL: http://www.enwhp.org/good-whp-practice/methods-tools-mogp/quality-criteria.html [Stand: 16.02.2015].

**GKV Spitzenverband (2015):**
Betriebliche Gesundheitsförderung, URL: http://www.gkv-spitzenver-band.de/krankenversicherung/praevention_selbsthilfe_beratung/praevention_und_be triebli-che_gesundheitsfoerderung/praevention_und_betriebliche_gesundheitsfoerderung.js p [Stand: 12.02.2015].

**Intiative Neue Qualität der Arbeit (INQA) (2014):**
Top 100 – Gute Unternehmenspraxis. Mitarbeiterorientierte Unternehmenskultur bei Dornseif, URL: http://www.inqa.de/DE/Lernen-Gute-Praxis/Top-100-Gute-Unternehmenspraxis/Personalfuehrung/Dornseif-mitarbeiterorientierte-Unternehmenskultur.html [Stand: 17.02.2015].

**Intiative Neue Qualität der Arbeit (INQA) (2013a):**
Top 100 – Gute Unternehmenspraxis. SAP, URL: http://www.inqa.de/DE/Lernen-Gute-Praxis/Top-100-Gute-Unternehmenspraxis/Gesundheit/SAP-Praevention-vor-Rehabilitation.html [Stand: 18.02.2015].

**Intiative Neue Qualität der Arbeit (INQA) (2013b):**

Top 100 – Gute Unternehmenspraxis. Dem demografischen Wandel in der Bauwirt-
schaft begegnen – bei der Bernhard Roll GmbH packen alle mit an, URL:
http://www.inqa.de/DE/Lernen-Gute-Praxis/Top-100-Gute-
Unternehmenspraxis/Chancengleichheit-Diversity/Roll-dem-demografischen-Wandel-
begegnen.html [Stand: 18.02.2015].

**Initiative Neue Qualität der Arbeit (INQA) (2012):**

Top 100 – Gute Unternehmenspraxis. Hilfe für die Helfenden - Das Reha-Zentrum
Lübben setzt auf eine familienfreundliche und gesundheitsfördernde Unternehmenskultur, URL: http://www.inqa.de/DE/Lernen-Gute-Praxis/Top-100-Gute-
Unternehmenspraxis/Chancengleichheit-Diversity/Reha-Zentrum-Luebben-Hilfe-fuer-
die-Helfenden.html [Stand: 18.02.2015].

**Initiative Neue Qualität der Arbeit (INQA) (2010):**

Top 100 – Gute Unternehmenspraxis. Vorbildliche Gesundheitsförderung im Jugend-
amt der Stadt Nürnberg, URL: http://www.inqa.de/DE/Lernen-Gute-Praxis/Top-100-
Gute-Unternehmenspraxis/Gesundheit/Stadt-Nuernberg-Vorbildliche-
Gesundheitsfoerderung.html [Stand: 18.02.2015].

**Medizinischer Dienst des Spitzenverbandes Bund der Krankenkassen e. V.
(MDS)/ GKV-Spitzenverband (Hrsg.) (2014):**

Präventionsbericht 2014. Leistungen der gesetzlichen Krankenversicherung: Primär-
prävention und betriebliche Gesundheitsförderung, Berichtsjahr 2013, Korschen-
broich: Medizinischer Dienst des Spitzenverbandes Bund der Krankenkassen e. V.

**Ottawa-Charta (1986):**

URL:
http://www.euro.who.int/__data/assets/pdf_file/0006/129534/Ottawa_Charter_G.pdf
[Stand: 18.02.2015].

**Robert Koch Institut (2006):**

Gesundheit in Deutschland, 2. Auflage, Berlin: Robert Koch Institut.

**Uberle, M./ Greiner, W. (2010):**

Kennzahlenentwicklung, in Badura, B./ Walter, U./ Hehlmann, T. (Hrsg.) (2010): Betriebliche Gesundheitspolitik. Der Weg zur gesunden Organisation, 2. Auflage, Heidelberg et. al.: Springer, S. 253 - 261.